HERBIER MÉDICAL

OU

LES PLANTES APPLIQUÉES A LA MÉDECINE,

PAR

L'ABBÉ **DÆNEN**, AUMÔNIER DE LA CHAPELLE SAINT-LOUIS,

A DREUX (EURE-ET-LOIR).

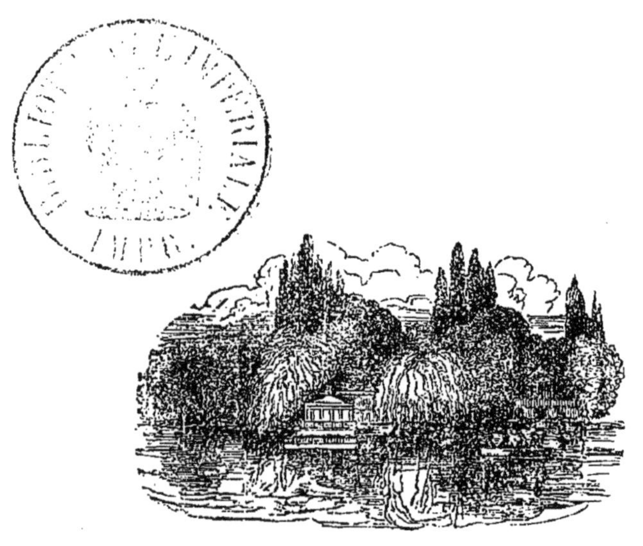

DREUX,

IMPRIMERIE DE LEMENESTREL, RUE DE FLORENCE.

—

Décembre 1852.

PRÉFACE.

Dès la plus haute antiquité, l'art de guérir les maladies par les plantes fut connu. Les prêtres et les devins étaient les seuls dépositaires de cette science sacrée, qu'ils faisaient descendre des Dieux même, jusqu'à l'époque où *Hippocrate*, le père de la médecine, parut et divulgua le premier les méthodes curatives, et que cette science mystérieuse commençait à être enseignée publiquement, comme elle l'est de nos jours.

Le règne végétal fournissait d'abord presque exclusivement tous les médicaments. Les progrès gigantesques, que les sciences physiques, et principalement la chimie, ont faits depuis moins d'un siècle, ont doté la médecine d'une foule de substances minérales qui ont pris la place d'un certain nombre de plantes jusqu'alors employées en médecine, dont les propriétés thérapeutiques sont soutenues par le témoignage des hommes de l'art les plus célèbres, anciens et modernes.

Tout le monde sait que les habitants des pays éloignés de tout secours des médecins et des pharmaciens n'y ont recours, en cas de maladie, que quand une indisposition est devenue une maladie souvent grave. On sait qu'une transpiration supprimée passe bien vite à une inflammation de poitrine, de même qu'une hémorrhagie, une obstruction, une indigestion, un empoisonnement par des végétaux narcotiques et délétères, etc., lesquels, dans leur début, peuvent facilement être combattus et guéris par des simples infusions, par des fomentations, des cataplasmes, des calmants, des adoucissants ou des corroborants, que le règne végétal offre en abondance aux malades, à la porte même de leur habitation.

Mais, comment connaître ces plantes et leur usage médical? Pour connaître scientifiquement ces plantes, il faut être botaniste; mais, comme le nombre des plantes employées en médecine est bien restreint, il n'est pas de nécessité absolue de les connaître scientifiquement. Il suffit de connaître celles que la médecine met en usage pour la thérapeutique. Un petit Herbier, contenant 150 à 160 plantes médicales croissant spontanément en France, m'a paru remplir ce but.

Les étudiants en médecine et en pharmacie, ainsi que les herboristes, y trouveront les moyens de se munir en peu de temps de toutes les connaissances de botanique médicale requises pour passer les examens.

J'ai d'abord formé cet Herbier médical pour mon usage particulier. Bientôt plusieurs de mes amis et de mes confrères m'ont prié de leur former un Herbier pareil, à la charge, pour eux, de copier mon manuscrit concernant cette collection. Pour éviter à l'avenir ce travail long et ennuyeux, je l'ai livré à l'impression.

En formant cet Herbier, j'étais loin de la pensée de vouloir me mêler de la pratique de la médecine; je n'ai eu d'autre intention et d'autre désir que d'être utile à l'humanité, en facilitant les moyens aux personnes charitables et toujours prêtes à faire le bien, à porter des secours aux malades abandonnés et ignorés. Chaque plante composant cet Herbier est accompagnée d'une étiquette indiquant son lieu natal, sa famille, ses propriétés médicales et la manière de s'en servir. Le nom de chaque plante est d'abord en français et par ordre alphabétique, suivi du nom latin ou grec qu'elle porte en botanique.

Pour employer utilement et dans les circonstances voulues les plantes médicales, il faut préalablement avoir des connaissances de l'intime rapport qu'elles ont avec les différentes affections morbifiques. Pour atteindre ce but je ne pourrai mieux faire que de citer ici textuellement le *Tableau alphabétique* des plantes usuelles ou des principales propriétés des plantes en médecine, extrait des dictées de botanique faites au Jardin des Plantes à Paris, par l'illustre et savant professeur *Bernard de Jussieu.*

HERBIER MÉDICAL

OU

LES PLANTES APPLIQUÉES A LA MÉDECINE (*).

Plantes alexitères, alexipharmaques et corroborantes.

On comprend sous ces différents noms les plantes qui, employées intérieurement, relèvent les forces abattues, ramènent la circulation du sang, en réveillant l'action des solides et en atténuant les fluides. Ces plantes ont une odeur forte et pénétrante, qui prouve qu'elles contiennent beaucoup de parties spiritueuses volatiles; on les associe aux purgatifs, lorsqu'il s'agit de soutenir les forces et de faire évacuer. La plus grande partie des alexitères détruisent l'effet des morsures venimeuses et des poisons coagulants, par leur vertu incisive; ce qui les a fait nommer anciennement alexipharmaques.

Ces plantes sont : les baies de genièvre, les semences de persil, de carvi, du chardon bénit, le chamædrys, le scordium, les feuilles de sauge, les fleurs de sureau, de souci; les racines d'angélique, de carline, de gentiane, de scorzonère, de doronic, d'asclépias, de parisette, et l'écorce d'orange.

On ordonne ces plantes dans les syncopes qui proviennent d'un sang épaissi, dans les fièvres malignes, dans les mélancolies, lorsque le pouls est languissant. Elles sont dangereuses dans les cas où, quoique les forces soient abattues, le sang est raréfié, et lorsqu'il se fait quelque évacuation critique, parce qu'on doit craindre d'exalter des liqueurs qui ont déjà trop de mouvement.

Plantes antiépileptiques.

Les plantes antiépileptiques sont celles qu'on emploie préférablement dans les maladies convulsives et épileptiques.

Les sources de ces dérangements dans l'économie animale sont infinies et très-différentes; elles viennent du mauvais état des fluides et des solides. Tout ce qu'on peut attendre des antiépileptiques, c'est de corriger l'état des fluides et de diminuer la viscosité et la grossièreté des parties du sang et de la lymphe; de changer la mauvaise qualité du chyle qui, par son mélange dans le sang, pourrait

(*) Pour l'explication des différents termes usités en médecine, comme *apéritif*, *béchique*, *carminatif*, etc., il faut consulter le Tableau alphabétique des Plantes usuelles, par M. BERNARD DE JUSSIEU.

engorger les vaisseaux du cerveau, et par là occasionner des convulsions ou des rechûtes fréquentes d'épilepsie. Les antiépileptiques ne peuvent être employés heureusement que dans le cas d'épilepsie entretenue par l'état du sang, qui occasionne ordinairement ce qu'on appelle vapeurs hystériques et hypocondriaques.

Les antiépileptiques ne peuvent être d'aucun usage, lorsque les convulsions sont occasionnées par la conformation vicieuse du crâne, par quelque vaisseau ossifié, ou quelques vaisseaux variqueux, ou par d'autres qui occasionnent quelque compression inégale sur la substance médullaire du cerveau et l'origine des nerfs.

Les plantes antiépileptiques sont le grateron, le caille-lait, le muguet, la digitale, la pivoine, l'orvale, le gui, la valériane, la mâche, le tilleul et la croisette.

Plantes antiscorbutiques.

Ce sont des plantes qu'on emploie contre le scorbut. Le sang des scorbutiques est dissous, noir, grumelé et grossier; la partie séreuse est salée et âcre. Ordinairement les scorbutiques ont les gencives molles, gonflées et bleuâtres, le visage d'une couleur plombée.

Des plantes que l'expérience a fait connaître spécifiques pour le scorbut, les unes sont diurétiques, chaudes, très-apéritives, d'un goût piquant et âcre; les autres d'un goût aigrelet et acide; les autres enfin, astringentes et balsamiques. Les premières divisent les molécules grossières du sang, les secondes, qui sont acides, rapprochent les principes du sang trop dégagés; enfin les dernières, qui sont astringentes et balsamiques, corrigent les impressions que la lymphe salée et âcre a pu faire.

Les plantes antiscorbutiques sont : le cochléaria, les cressons, la capucine, la véronique *bécabunga*, la berle, la nummulaire, la fumeterre, l'oseille, la moutarde, le pastel, le citron, la semence d'ancolie, etc.

Plantes antivénériennes.

Les plantes antivénériennes détruisent le virus de cette maladie dans laquelle la lymphe seule est altérée, car le sang des personnes attaquées de cette maladie est très-beau. Les plantes antivénériennes ne sont pas aussi efficaces que le mercure, etc.

Les plantes antivénériennes sont : le safran, le buis, le genevrier, la salsepareille, l'aigremoine, l'inula campana, etc.

Plantes antivermineuses ou vermifuges.

Elles détruisent la matière vermineuse et chassent les vers. Le corps humain est sujet à des vers qui se logent ordinairement dans l'œsophage (conduit des aliments à l'estomac), l'estomac et les intestins; ils dévorent les aliments, corrompent et gâtent le chyle, et sont un obstacle à la digestion. D'autres parties du corps servent aussi de demeure et de nourriture aux vers; le sinus du nez, les oreilles, les dents cariées, contiennent quelquefois des vers.

Les vers qui attaquent l'œsophage, l'estomac et les intestins, sont de quatre sortes; les vers longs, le ver solitaire, les vers ascarides et les vers cucurbitains, ainsi nommés de leur ressemblance avec la semence des courges.

Les purgatifs et les émétiques chassent les vers par les premières voies; les stomachiques et les amers corrigent la matière vermineuse et empêchent le développement des œufs, et les vers déjà éclos ne trouvant plus la même nourriture s'affaiblissent et périssent.

Les remèdes qui font périr les vers sont les huiles en général qui ne sont pas caustiques; les plantes purgatives, les fleurs et les feuilles du pêcher et la gratiole; les plantes amères stomachiques sont la santoline, la tanaisie, la verveine, la petite centaurée, l'absynthe, la fumeterre, la sabine, les racines des fougères et l'ail.

Les remèdes tirés du règne minéral sont plus efficaces.

Plantes apéritives.

Les plantes apéritives facilitent le cours des liquides et débouchent l'orifice des vaisseaux obstrués, le sang circule avec plus de vitesse, l'action et la réaction des fluides sur les solides sont augmentées.

Il y a beaucoup de plantes rapportées dans d'autres classes, qui sont en même temps apéritives, telles sont les purgatives, la plupart des sudorifiques, les diurétiques chaudes et les emménagogues.

Les apéritives sont d'un très-grand usage en médecine, parce qu'il y a quantité de maladies entretenues par la lenteur et la viscosité des humeurs; elles sont très-utiles dans la disposition à l'hydropisie, les menaces d'apoplexie, les palpitations du cœur. On doit bien se garder de les employer dans les cas d'inflammation, dans les tempéraments vifs et secs, à moins d'avoir calmé la fougue des humeurs par l'usage de délayants, des bains, etc. C'est aussi pour prévenir l'inflammation des viscères engorgés, qu'on ordonne les apéritives en grand lavage, en tisane et en décoction, coupées avec du lait. On doit continuer l'usage des apéritives pendant longtemps pour résoudre les obstructions.

Les apéritives, que le règne végétal offre, sont les saxifrages, la chelidoine, la scrophulaire, la filipendule et la semence d'ancolie.

Les apéritifs tirés du règne minéral sont plus efficaces, tels que le fer, le mercure, etc.

Plantes assoupissantes.

Les plantes assoupissantes ou narcotiques procurent le sommeil, calment les irritations et apaisent les douleurs, elles abondent en parties volatiles. Les narcotiques, qu'on appelle aussi anodins, ne doivent être employés qu'avec prudence tant pour le cas que pour la dose.

L'action des narcotiques et des assoupissants sur les nerfs, est de les comprimer par la tension. Si la compression du cerveau et des nerfs est trop considérable, cet état ne diffère pas de l'apoplexie. L'abus des narcotiques est ordinairement suivi d'hydropisie, de tremblements, engourdissements, perte de mémoire, stupidité. On doit corriger la plupart des narcotiques par quelques drogues convenables.

Presque toutes les plantes narcotiques prises en trop forte dose sont de vrais poisons : les graines de jusquiame, les fleurs des coquelicots, les têtes des pavots blancs et leur suc, qu'on appelle opium, les feuilles et le fruit de la morelle et de la pomme épineuse.

On applique aussi ces plantes à l'extérieur pour calmer les douleurs qu'elles font cesser en raréfiant par leurs parties volatiles le sang qui alors comprime les fibrilles nerveuses.

Plantes astringentes.

Les plantes astringentes prises intérieurement ou appliquées extérieurement arrêtent le cours immodéré des fluides et font resserrer les fibres. Elles conviennent dans les hémorrhagies, les pertes trop abondantes, dévoiements, les flux immodérés de salive, d'urine, pertes blanches, sueurs. Elles sont propres dans le relâchement de plusieurs parties, et toutes les fois qu'il est nécessaire de donner plus de ressort aux solides et plus de consistance aux fluides.

Leur usage serait dangereux dans les inflammations formées d'engorgements et d'obstructions. Ces plantes sont les pétales des roses de Provins, de grenade; les feuilles de pervenche, de plantin, de bourse à pasteur, d'argentine, d'ortie, de vigne; les racines de bistorte, de tormentille, de quintefeuille; le mouron, fruit du néflier, de cornouiller; les pépins de raisins, les semences d'oseille, de patience, du sophia; l'écorce du chêne et les lichens.

Plantes béchiques.

Les plantes bèchiques apaisent la toux et facilitent la sécrétion de l'humeur trachéale et bronchiale qui fournit les crachats. On les appelle aussi pectorales et expectorantes.

Les parois intérieures de la trachée-artère et des bronches sont parsemées de glandes qui filtrent sans cesse une humeur lymphatique destinée à lubrifier toutes ces parties. Pour que l'air entre facilement dans le poumon, qu'il en parcoure sans peine les plus petits détours et qu'il dilate les cellules pulmonaires, il faut que cette humeur ne soit ni trop épaisse, ni trop visqueuse, ni trop fluide et acrimonieuse. Lorsque l'entrée de l'air dans les bronches et dans les vésicules devient difficile, la circulation du sang dans le tissu du poumon est gênée, la respiration est embarrassée, ce qui excite sur ces viscères un sentiment de pesanteur, produit la toux et l'asthme.

On distingue deux sortes de plantes béchiques, dont les unes divisent et atténuent la lymphe et facilitent l'expectoration : on les nomme béchiques chaudes ou fondantes; les béchiques au contraire, qui adoucissent l'humeur acrimonieuse, sont nommées béchiques froides ou incrassantes. Les béchiques chaudes sont pour la plupart des plantes de la classe des apéritives, mais on a choisi celles dont l'action est la plus douce et qui n'excitent pas beaucoup la rarescence du sang, sur la lymphe et en particulier sur le poumon. Elles incisent l'humeur lente et grossière, et soulagent dans la toux, dans les catarrhes, dans l'asthme. On emploie les béchiques fondantes majeures dans l'asthme humide et dans les fluxions catarrheuses; les moyennes sont mises en usage pour prévenir les suppurations sourdes du poumon. Les béchiques pectorales chaudes sont l'iris ordinaire, l'origan, le marrube blanc, l'hysope, le pouliot, le serpolet, etc. Les moyennes sont le navet, le rossolis, le lierre terrestre, le tussilage (pas d'âne), le pied de chat. Les véroniques ne sont que délayantes. Les béchiques froides et incrassantes sont des plantes qui donnent plus de consistance aux fluides et émoussent les parties âcres et irritantes; leur usage est très-utile dans la phthisie commençante, dans les crachements de sang, dans l'asthme catarrheux et convulsif, dans les toux violentes et opiniâtres. Les principales sont : la pulmonaire, la buglosse, la bourrache, la guimauve, la consoude, la réglisse, les fleurs de mauve et de nénuphar, de violette, de coquelicot, de lys blanc; les graines de lin, de pavot blanc; les figues, l'orge et l'avoine.

Plantes carminatives.

On appelle plantes carminatives celles qui dissipent les vents contenus dans l'estomac et les intestins. Lorsqu'il se fait de mauvaises digestions, l'air qui se dégage des aliments que nous prenons, au lieu de se répandre uniformément dans toute l'étendue de la matière chyleuse, se ramasse en bulles; ces bulles se raréfient par la chaleur du lieu; et l'on sait qu'une très-petite quantité d'air raréfié occupe un très-grand espace, ce qui distend les parois des intestins et occasionne des douleurs. Pour remédier à ces inconvénients, il faut rétablir la digestion, dissiper, diviser et atténuer les matières visqueuses et tenaces, afin que l'air puisse s'en dégager : et tel est l'effet que produisent les carminatives.

L'action des stomachiques ne diffère pas de celle des carminatives, Comme ces plantes échauffent beaucoup, on doit prendre garde de les donner dans les dispositions inflammatoires, lorsque le tempérament des malades est vif et sec, et surtout dans le spasme ou la contraction des intestins. Les carminatives qu'on doit employer alors, doivent être du genre des spasmodiques, hystériques et narcotiques.

Les plantes carminatives ont un goût fort piquant, amer et aromatique; elles échauffent la bouche étant mâchées, et sont propres à réveiller la force contractive des fibres.

Les carminatives sont : l'absynthe, la menthe, le thym, le serpolet, la camomille; les quatre semences chaudes, savoir : l'anis, le carvi, le fenouil, le cumin.

Plantes céphaliques.

Les plantes céphaliques sont employées pour remédier aux affections de la tête. Ce que nous disons des céphaliques doit aussi s'entendre des antiépileptiques, des cordiales, des hépatiques et des spléniques. Les céphaliques approchent beaucoup de la nature des cordiales alexipharmaques et des emménagogues, elles en tiennent le milieu; leur action se soutient plus longtemps que celles des alexipharmaques, parce que leurs parties volatiles ne se dégagent que peu à peu. Ces plantes, par leurs parties volatiles, sont propres à pénétrer les vaisseaux du cerveau et à y accélérer la circulation. Comme les plantes céphaliques échauffent et raréfient le sang, on ne doit point les mettre en usage que l'on n'ait fait précéder les remèdes généraux, ni les donner dans les maladies de la tête occasionnées par la rarescence ou la pléthore du sang. Elles conviennent dans les affections hystériques.

Les céphaliques sont la bétoine, la mélisse, la primevère, la lavande, la marjolaine, le thym, l'hysope, le serpolet, le romarin, le pouillot, la sauge et généralement toutes les plantes aromatiques.

Plantes cordiales.

On peut appliquer aux plantes cordiales ce que nous avons dit des plantes céphaliques : elles réveillent l'oscillation des solides et ramènent la circulation en donnant de la fluidité au sang; l'effet des cordiales est très-prompt.

Les plantes cordiales sont le muguet, la mélisse, le romarin. Les quatre fleurs cordiales sont celles de violette, de rose, de buglosse et de giroflée jaune.

Plantes détersives, *voyez* Plantes vulnéraires.

Plantes diaphorétiques, *voyez* Plantes sudorifiques.

Plantes diurétiques.

Les plantes diurétiques provoquent la secrétion de l'urine. C'est par la voie des reins que le sang se dépouille de la sérosité superflue : cette sérosité entraîne avec elle les parties salines et tartareuses, qu'elle tient en dissolution. On distingue les diurétiques en *diurétiques chaudes* et en *diurétiques froides*. Les premières augmentent le mouvement des fluides et des solides; les autres, au contraire, en diminuent le mouvement. Les diurétiques chaudes atténuent la masse du sang en dégageant la sérosité, divisent les matières visqueuses, tartreuses : elles occasionnent par là une évacuation abondante d'urine. Ces plantes font quelquefois l'effet des sudorifiques, et les sudorifiques deviennent quelquefois diurétiques suivant le plus ou le moins de liberté des tuyaux secrétoires des reins et de la peau. Les diurétiques chaudes sont propres dans les obstructions et les embarras des viscères dans les hydropisies, mais elles n'ont pas toutes une égale efficacité. Comme les diurétiques occasionnent beaucoup de raréfaction dans les humeurs, elles ne conviennent pas dans la rarescence du sang et dans la pléthore.

Les diurétiques chaudes sont en très-grand nombre; on met dans cette classe l'absynthe, la fumeterre, le houblon, les baies de genièvre: les quatre semences chaudes majeures, savoir : l'anis, le carvi, le fenouil et le cumin; les quatre semences chaudes mineures, savoir : l'ammi, la berle aromatique, le persil et la carotte.

Les diurétiques froides provoquent une secrétion abondante d'urine, d'une manière toute différente à celle des diurétiques chaudes; elles conviennent dans les grandes sécheresses; dans les soifs brûlantes, les fièvres ardentes, lorsqu'il y a inflammation dans les viscères.

Les espèces diurétiques froides sont l'oseille, la laitue, le pourpier, la pimprenelle, la guimauve, le fraisier, le nénuphar, les capillaires, les quatre semences froides majeures, les quatre semences froides mineures, les limons, les grenades et tous les fruits aigrelets.

Plantes emménagogues.

Les plantes, qui provoquent le flux menstruel chez les femmes, sont appelées emménagogues. L'impulsion du sang sur les vaisseaux de la matrice opère cet effet. Lorsque le sang devient trop épais ou trop visqueux, il se fait une obstruction dans les vaisseaux de la matrice, ce qui occasionne la suppression de ces écoulements périodiques si nécessaires pour la santé des femmes, et par lesquelles la nature se dégage de cet état de pléthore.

Ces plantes agissent de la même manière que les apéritives. Elles sont encore hystériques et soulagent beaucoup dans les accès de vapeurs, soit qu'elles dépendent de l'état de la matrice ou de toute autre cause. On ne doit pas faire usage des emménagogues lorsqu'il y a inflammation ou disposition inflammatoire et que le sang est extrêmement échauffé et raréfié.

Les plantes emménagogues sont : l'armoise, la tanaisie, la matricaire, la mélisse, la cataire, le pouliot, le romarin, l'absynthe, la rue, les cinq racines apéritives, la sabine. On ne doit employer cette dernière que très-rarement et avec beaucoup de prudence, car elle est douée de principes dangereux et même un peu corrosifs.

Plantes émétiques, *voyez* Plantes vomitives.

Plantes émollientes.

L'usage des émollientes est assez fréquent pour relâcher les parties trop tendues, douloureuses et prêtes à s'enflammer; dans les violentes convulsions, dans les rhumatismes avec des douleurs très-vives occasionnées par un sang très-raréfié et acrimonieux. On ne doit point les employer dans des dépôts, qui ont pour cause le défaut de tension des parties solides et l'épaississement des humeurs.

Les principales plantes émollientes sont : la guimauve, la mauve, la violette, la mercuriale, le mélilot, le lin, la camomille, le mille-pertuis; les deux dernières sont en même temps toniques.

Plantes sternutatoires ou ptarmiques.

Ces plantes excitent une titillation et même une irritation vive sur la membrane pituitaire, qui provoque l'éternuement et une secrétion plus abondante de l'humeur qui lubrifie l'intérieur et les différentes cavités du nez.

Les plantes sternutatoires sont toutes âcres et irritantes; par l'impression qu'elles font sur les nerfs olfactifs, elles excitent l'éternuement, dégagent le poumon et les cavités du nez des matières qui y croupissent, parce que l'air sort avec violence du poumon, et parcourt avec rapidité les anfractuosités du nez. Les sternutatoires peuvent donc utilement être employées dans les affections soporeuses, dans l'apoplexie, dans les accouchements laborieux et difficiles, lorsque les forces du malade sont très-affaiblies; enfin l'évacuation abondante qui, par le moyen des sternutatoires, dégage la membrane pituitaire, prévient les dépôts, l'engorgement des glandes et les excroissances polypeuses, et procure une révulsion utile, pour les parties voisines menacées ou attaquées de fluxions.

Les sternutatoires les plus usitées sont : la bétoine, le tabac, le muguet, l'ellébore, la saponaire, la ptarmique, la coquelourde.

Plantes fébrifuges.

Ces plantes corrigent les fluides viciés, qui entretiennent les fièvres d'accès ou intermittentes. La fièvre est la fréquence du pouls, précédée ordinairement des frissons, accompagnée de chaleur avec un dérangement sensible des fonctions animales. Les plantes fébrifuges sont pour la plupart d'un goût très-amer et astringent; elles réchauffent l'estomac, réveillent l'appétit et hâtent la circulation des liquides. Elles divisent les molécules grossières qui obstruent les vaisseaux, diminuent la viscosité des fluides et hâtent par conséquent les oscillations des solides. Il est donc de la prudence de diminuer auparavant le volume des fluides, parce que l'impétuosité des liqueurs dans le mouvement turbulent de la fièvre pourrait occasionner des dépôts très-fâcheux.

Les plantes fébrifuges sont : l'absynthe, la petite centaurée, la germandrée, la verveine, la fumeterre, la gentiane, la benoîte, l'argentine, la tormentille, la quintefeuille; l'écorce du frêne, des saules et surtout du quinquina, qui est le plus puissant de tous les fébrifuges.

Plantes hépatiques et spléniques.

Elles sont mises en usage pour désobstruer le foie et la rate, et pour y rétablir la liberté de la circulation. Ces plantes agissent en général sur toute la masse du sang; ce sont des apéritives. Mais, parmi ces plantes les unes sont plus actives que les autres. On fait usage des plus actives pour désobstruer le foie, et des apéritives plus faibles pour désobstruer la rate, dans laquelle le sang est toujours moins épais que dans le foie.

Les plantes hépatiques sont les apéritives les plus marquées, telles que : les absynthes, l'aigremoine, la fumeterre, le scolopendre, le fraisier, la pimprenelle, la petite centaurée, la chicorée sauvage, la racine d'oseille, les capillaires et les cinq racines apéritives. Les spléniques sont les apéritives plus faibles, telles que : l'ortie blanche, le genet, le frêne, le pêcher, les sarments des vignes, etc.

Plantes hystériques, *voyez* emménagogues.

Plantes incarnatives, *voyez* Plantes vulnéraires.

Plantes masticatoires.

Elles provoquent une sécrétion abondante de salive. Ces plantes, pour agir, ne demandent qu'à être mâchées ou simplement retenues dans la bouche; leur saveur est piquante et excite ordinairement dans la bouche une grande chaleur; ainsi ces plantes divisent, fondent la salive épaisse et produisent des contractions vives, qui réveillent le ressort des solides. Les masticatoires sont donc propres pour calmer les maux de dents, qui dépendent du séjour de la lymphe et de la salive dans la bouche, pour nettoyer la bouche des scorbutiques et raffermir les gencives relâchées; elles conviennent aussi dans les menaces de la paralysie sur la langue et l'extinction de la voix, lorsque la salive viciée et épaissie ramollit le tissu des fibres et le met hors d'état de se contracter suffisamment pour mouvoir la langue et le larynx. Les masticatoires conviennent aussi dans les affections catarrheuses et pituiteuses, dans les vertiges, faiblesses de mémoire, affections soporeuses, fluxions sur les yeux, sur les joues et sur les oreilles; la raison en est que, comme elles font évacuer beaucoup de sérosité des glandes de la bouche, et qu'il y a une correspondance intime entre toutes les parties de la tête, celles-ci se dégagent aussi. C'est dans ce sens que l'on peut prendre ce que disent les anciens, qu'elles purgent les humeurs du cerveau.

Les plantes masticatoires sont : les racines de camomille, de ptarmique, les feuilles de tabac, de moutarde, les feuilles et les racines de raifort sauvage, la racine de pyrèthre et de gingembre.

Plantes maturatives, *voyez* vulnéraires.

Plantes ophthalmiques, otalgiques et odontalgiques.

Les maladies qui attaquent les yeux, les oreilles et les dents, ne sont pas essentiellement différentes de celles qui arrivent aux autres parties du corps, et demandent les mêmes secours. Mais, à cause de la délicatesse de ces organes, surtout de l'œil et des oreilles, on a fait choix de certains remèdes, dont l'effet est plus modéré.

Ainsi, les plantes ophthalmiques, ou propres aux maladies des yeux, sont : l'euphraise, la chélidoine, le fenouil, la verveine, le bluet, le lys blanc, les roses, le sceau de Salomon, le mouron rouge, la graine de coin, etc. Les otalgiques, ou les plantes propres aux maladies des oreilles, sont : l'absynthe, la rue, le marrube blanc, la matricaire, la semence d'anis, l'huile essentielle de carvi, le mélilot, la bétoine, la morelle et le millepertuis. Les plantes odontalgiques, ou propres aux maux de dents, sont les assoupissantes, les légères astringentes, les antiscorbutiques et les détersives.

Plantes purgatives.

Les plantes purgatives font évacuer par les selles les matières qui croupissent dans l'estomac et dans les intestins; elles agissent en divisant et en rendant plus coulantes les matières contenues dans les premières voies, et en irritant les premières membranes intérieures de l'estomac et des intestins. Les parties des plantes purgatives passent dans le sang en une certaine quantité, l'agitent, le divisent, le raréfient. La preuve que les purgatives pénètrent dans la masse du sang, c'est que le lait des nourrices, qui ont pris médecine, purge les enfants qu'elles allaitent. L'usage des purgatives est très-grand dans la médecine; elles évacuent les matières nuisibles, rétablissent et augmentent la sécrétion du suc stomacal, intestinal et pancréatique; réveillent les digestions, dégagent les voies intestinales, procurent des révulsions utiles, soulagent la tête, rendent aux humeurs leur fluidité et diminuent considérablement les volumes des liquides.

Si les purgatifs, donnés à propos, procurent de grands avantages, leur effet devient très-pernicieux, et quelquefois même mortel, lorsqu'on les emploie à contre-temps. Lorsqu'il n'y a rien dans l'estomac, qui demande à être évacué, ils agissent immédiatement sur les fibres nerveuses, passent avec promptitude dans le sang, qu'ils dissolvent et qui le privent de ce qu'il a de plus fluide, de plus séreux, de plus balsamique, ce qui occasionne ces accidents terribles qui suivent les superpurgations.

Les médecins divisent les purgatifs en trois espèces, à raison de l'énergie avec laquelle ils agissent, savoir : en purgatifs minoratifs, en médiocres ou moyens, et en violents ou drastiques.

Les plantes purgatives minoratives sont celles dont l'action est la plus douce; elles détrempent, ramollissent et n'irritent que légèrement les fibres de l'estomac. Il convient de les employer lorsqu'il faut purger sans échauffer, et qu'il est nécessaire d'entretenir la liberté du ventre, comme dans les constipations, la chaleur et la sécheresse d'entrailles. On ne doit purger les personnes mélancoliques, atrabilaires et hypocondriaques, qu'avec ces sortes de purgatifs, parce qu'il est dangereux d'échauffer le sang de ces personnes, qui est déjà tout en feu. Dans les inflammations du poumon et des viscères du bas-ventre, lorsqu'il est nécessaire de purger, on doit choisir les minoratifs, dans les cours de ventre et les dyssenteries.

Les plantes purgatives minoratives sont : le choux, le polygale, la cuscute, le bagnaudier, le petit lin des prés, les racines des polypodes, de patience, de thalictrum flavum (des prés), les fleurs de pêcher, de roses, les semences de violette. Les plantes purgatives médiocres sont employées dans les fièvres malignes, putrides et intermittentes, dans les rhumatismes, les hydropisies, dans les menaces de léthargie. Ces purgatifs ne conviennent pas dans les inflammations internes. Les plantes purgatives moyennes sont : les feuilles du pêcher, du prunier, les racines de la morelle à grappes, de la belle de nuit.

Les plantes purgatives majeures se distinguent de toutes les autres par leur violence avec laquelle elles agissent. Leur effet est plus lent, mais elles sont plus sujettes à causer des superpurgations, à purger jusqu'au sang, à enflammer les membranes des intestins. On ne doit avoir recours à ces plantes que dans les cas où les autres purgatives restent sans effet, et lorsqu'on n'a point à craindre d'ébranler trop vivement le système nerveux; elles sont utiles lorsqu'on veut vider puissamment les sérosités, comme dans les affections du cerveau, dans les paralysies et les hydropisies.

Les espèces purgatives majeures sont : les euphorbes, la gratiole, le liseron, le cabaret (*asarum europœum L.*), la coloquinte, l'ellébore noir, les iris, l'écorce de sureau, d'yèble, etc.

Plantes rafraîchissantes.

Elles tempèrent la chaleur du corps, diminuent le mouvement trop hâté des fluides et donnent de la souplesse aux fibres. On distingue trois sortes de plantes rafraîchissantes : les *délayantes*, les *incrassantes* et les *coagulantes*. Les premières fournissent abondamment un suc aqueux et fort doux, propre à suppléer au défaut de sérosité, et elles relâchent par ce suc aqueux les fibres trop tendues, et leur rendent leur souplesse. Ces plantes sont indiquées pour les tempéraments secs, vifs et bilieux; dans les chaleurs d'entrailles, les sécheresses de gorge, de poitrine, les fièvres ardentes, les cas d'inflammations. Les rafraîchissantes délayantes sont : la laitue, le pourpier et les fleurs de violette.

Les plantes rafraîchissantes et coagulantes se distinguent par un suc aigrelet et acide; elles conviennent dans les cas de dissolution de la masse du sang, les dévoiements, etc. Ces plantes sont : l'orpin, la joubarbe, l'oseille, l'alleluia, le limon, le citron, les groseilles, les fraises, les cerises, l'airelle.

Les plantes rafraîchissantes et incrassantes contiennent beaucoup de parties mucilagineuses propres à envelopper les parties âcres et salines. Elles sont utiles dans le crachement de sang, la toux excitée par une pituite âcre, l'épuisement, le marasme, la fièvre lente, l'appauvrissement du sang. L'usage continu des incrassantes affaiblirait trop l'estomac, c'est pourquoi on y joint les stomachiques. Ces plantes sont : le nénuphar, le seneçon, le laitron, la dent-de-lion, le mouron, les racines des mauves, de guimauve, de consoude, l'orge, l'avoine, le seigle, les quatre semences froides majeures et les quatre mineures.

Plantes salivaires, *voyez* **masticatoires.**

Plantes spléniques, *voyez* **Plantes hépatiques.**

Plantes sternutatoires, *voyez* **Plantes errhines.**

Plantes stomachiques.

Les plantes stomachiques excitent la douce chaleur nécessaire pour la digestion, et réveillent l'oscillation des fibres de l'estomac. Elles sont pour la plupart d'un goût amer, âcre, aromatique, piquant; elles font exprimer des glandes de l'estomac une plus grande quantité de suc stomacal, qui doit être employé pour la digestion. Comme les mauvaises digestions sont aussi quelquefois occasionnées par la raréfaction des humeurs, par la rigidité des fibres, ou par une légère inflammation des membranes de ce viscère, les stomachiques, dans ce cas là, seraient dangereuses. Ainsi, il faut bien distinguer les différentes causes du dérangement de l'estomac, pour n'avoir recours aux stomachiques que dans les cas où elles conviennent.

Les stomachiques sont l'absynthe, les menthes, la camomille romaine, la petite centaurée, la véronique, la chicorée sauvage, la sariette, l'angélique, les racines d'aunée et de gentiane, les graines de genièvre et de coriandre.

Plantes sudorifiques.

Les plantes sudorifiques sont utiles pour provoquer la sueur; les diaphorétiques sont celles qui excitent l'insensible transpiration.

Il s'échappe continuellement par les pores de la peau une humeur sous la forme d'une vapeur imperceptible. La matière de la transpiration et de la sueur est la sérosité du sang chargée des parties les plus ténues et les plus broyées de la lymphe; cette sérosité est nécessaire pour entretenir la fluidité, et il est essentiel qu'elle ne s'échappe ni trop, ni trop peu. L'évacuation qui se fait par ce moyen est la plus considérable du corps humain.

On doit être très-circonspect dans l'administration des sudorifiques, parce qu'ils peuvent quelquefois produire deux effets contraires, savoir : la trop grande dissolution ou le trop grand épaississement du sang, suivant la disposition du malade. Ainsi les sudorifiques et les diaphorétiques, qui sont d'un grand secours, font un très-mauvais effet, lorsqu'on les donne mal à propos, surtout au commencement des maladies aiguës, elles ne font qu'augmenter la raréfaction du sang et allumer la fièvre; on doit éviter de les donner lorsqu'il y a pléthore. La sueur est la voie que prend ordinairement la nature, comme la plus simple, la plus prompte et la plus avantageuse pour rétablir l'équilibre. On voit les maladies se terminer le plus souvent par les sueurs. Quoique la nature travaille de son côté à surmonter les obstacles qui la gênent dans les opérations, et comme elle ne peut pas toujours y arriver elle seule, on l'aide par le moyen des sudorifiques. Si les canaux secrétoires des reins sont plus libres que ceux de la peau, la sérosité séparée par l'action des sudorifiques se portera où elle trouvera moins de résistance, et la sécrétion de l'urine sera plus abondante.

Les sudorifiques et les diaphorétiques sont : le chardon bénit, la scabieuse, la charmandrée, la bourrache, la buglose, le scordium, la bardane, le grateron, la saponaire.

Plantes vésicatoires.

Ces espèces de plantes font élever sur la peau de petites vessies transparentes, pleines de sérosités, effets qu'elles produisent par leur âcreté corrosive qui déchire les petits vaisseaux lymphathiques. On applique ces plantes sur des parties saines et entières pour ébranler le genre nerveux dans les affections soporeuses, et pour donner issue et détourner une humeur qui se jette sur quelque partie importante.

Les vésicatoires sont : l'ail, l'arum (pied de veau), l'euphorbe, la moutarde et le figuier.

Plantes vomitives et émétiques.

Elles font évacuer par la bouche les matières contenues dans l'estomac; elles produisent cet effet en irritant les houppes nerveuses de la membrane de l'estomac; mais elles ne deviennent quelquefois que purgatives, et les purgatives deviennent vomitives, suivant que leurs parties se dégagent plus ou moins vite, et font plus d'impression sur l'estomac et les intestins. L'usage des vomitifs est très-fréquent en médecine, parce qu'il n'y a pas une voie plus prompte et plus sûre que le vomissement, pour chasser au plutôt les matières qui séjournent dans l'estomac, qui gâtent et interrompent la digestion, et qui pourraient, si on leur donnait le temps de pénétrer, altérer la masse du sang et donner naissance à des maladies très-dangereuses.

Par le moyen des vomitifs, on guérit les diarrhées et les dyssenteries causées et entretenues par des indigestions. Comme les substances vomitives elles ébranlent tout le genre nerveux, à raison de la sympathie qui règne entre tous les nerfs, et elles sont très-utiles dans les maladies du cerveau, dans les attaques d'apoplexie, d'épilepsie, de paralysie et d'engourdissement. Comme ces substances agitent beaucoup le sang, il est prudent de faire précéder la saignée à leur usage, pour peu qu'on craigne quelque dépôt sur quelque viscère. On doit éviter d'employer les vomitifs, lorsque les forces du malade sont abattues, ainsi que la phthisie, dans le crachement de sang, dans les inflammations considérables des viscères et lorsque le malade est sujet à des hernies.

Les plantes vomitives sont : les feuilles de cabaret, la gratiole, le ricin, les euphorbes, la digitale, l'ellébore blanc (*verratrum alb.*), le suc des feuilles des violettes, la nielle, les baies de houx, la graine d'épurge, de genêt, d'arroche et l'ipécacuanha.

Plantes vulnéraires.

Les plantes vulnéraires sont celles que l'expérience a fait connaître utiles pour la guérison des plaies, et pour conduire les abcès, les solutions de continuité à cicatrice. Les bons effets qu'elles ont produits, appliquées extérieurement sur les contusions, plaies, abcès et ulcères, ont déterminé à les faire prendre intérieurement, lorsqu'on a lieu de craindre une suppuration interne, ou pour la prévenir; mais on a fait choix, pour l'usage intérieur, de celles qui ne sont ni caustiques, ni âcres, ni capables de raréfier trop la masse du sang.

Nous parlerons, d'après le savant M. *Bernard de Jussieu*, des vulnéraires prises intérieurement; nous parlerons ensuite des vulnéraires appliquées extérieurement. Les différents états des plaies et ulcères demandent des secours variés et proportionnés; ces secours sont désignés sous le nom général de vulnéraires (*vulneraria* ou *traumatica*). Les unes sont balsamiques, anodines, incrassantes; d'autres astringentes, d'autres résolutives. Les incrassantes sont : la paquerette, la piloselle, la pulmonaire, la racine de consoude. Les adoucissantes légèrement résolutives sont : la verge dorée, la bugle, la brunelle, la véronique.

Les astringentes sont : la sanicle, la millefeuille, la pervenche, le plantain, la reine des prés, l'herbe à Robert, l'aigremoine, l'orpin, etc.

Les balsamiques détersives sont : le millepertuis, le lierre terrestre, l'orvale. Enfin les plantes vulnéraires résolutives, aromatiques et sudorifiques, sont : la scabieuse, les racines d'aristoloche, de fougère et de gentiane.

On donne ces vulnéraires séparément ou plusieurs ensemble, suivant les différentes indications et les vues qu'on se propose. Le mélange des plantes vulnéraires, c'est le faltranck.

Les différentes vertus des plantes vulnéraires se modifient et se tempèrent les unes les autres. Les cas où l'on doit employer les faltranks sont les chutes, les coups, les étonnements, lorsque le corps a été froisé, meurtri, dans la phthisie commençante, dans les longs dévoiements, et en général, toutes les fois que l'on a en vue de corriger l'âcreté du sang et de la lymphe. On donne les faltranks à la dose d'une pincée pour quatre onces d'eau chaude, dans laquelle on les fait infuser en forme de thé; on ajoute même quelquefois une égale quantité de lait, pour les rendre plus adoucissants et moins échauffants.

Plantes vulnéraires employées à l'extérieur.

On s'est imaginé que les plantes vulnéraires mêlées toutes ensemble et infusées ou distillées, fourniraient un remède, qui remplirait toutes les indications qu'on pourrait avoir dans le pansement des plaies; mais on n'a eu, à proprement parler, qu'un remède résolutif, qui est très-bon à la vérité, puisque les eaux vulnéraires sont très-propres à résister à la coagulation des fluides, à soutenir l'oscillation des fibres, à prévenir la gangrène et en arrêter le progrès, ce qui est nécessaire dans bien des circonstances; mais elles ne satisfont pas dans tous les cas aux différentes indications; c'est pourquoi nous allons parler des effets des plantes vulnéraires, que l'on doit employer selon les différents cas.

Les deux voies, par lesquelles la nature cherche à se débarrasser dans les plaies et dans les dépôts, sont la résolution et la suppuration; elles aident la nature dans les efforts qu'elle fait pour se délivrer du poids importun du sang et des humeurs, qui croupissent dans quelques parties et qui n'obéissent plus à la loi générale de la circulation.

La suppuration étant la voie la plus avantageuse à la nature après la résolution, l'usage des maturatives est assez fréquent pour rappeler la suppuration des plaies, des tumeurs et des contusions, qui doivent suppurer nécessairement. Les maturatives sont les plantes émollientes : l'oseille, le lys blanc, les oignons, les figues, etc.

Les plantes vulnéraires détersives procurent l'évacuation du pus, nettoient les plaies et les ulcères du pus qui y séjourne, et en corrigent la mauvaise qualité. Il y a deux espèces de plantes détersives : les atténuantes et les anodines. Les détersives anodines calment les oscillations trop vives des vaisseaux, donnent plus de consistance au pus et en corrigent l'âcreté. Toutes ces plantes sont de la classe des anodines qui sont émollientes et assoupissantes. Voyez l'article *Émollientes et assoupissantes.*

Les détersives atténuantes ou résolutives réveillent les oscillations des vaisseaux, divisent et atténuent les humeurs, et corrigent la lenteur et la viscosité du pus. Ces espèces de plantes sont la plupart des vulnéraires résolutives : telles que le millepertuis, l'absynthe, le lierre terrestre, l'aunée, la fougère et les feuilles d'aloès.

Les vulnéraires incarnatives sont celles qui favorisent la régénération des nouvelles chairs; elles facilitent le prolongement des vaisseaux; elles font évacuer le pus, donnent de la souplesse aux vaisseaux. Ces plantes sont les détersives vulnéraires et les légèrement astringentes. Les vulnéraires astringentes sont propres à cicatriser les plaies.

TABLE ALBHABÉTIQUE

DES

MALADIES

ET

AFFECTIONS MORBIFIQUES,

ACCOMPAGNÉE DES NOMS DES PLANTES QU'ON EMPLOIE EN MÉDECINE POUR LES GUÉRIR, ET DONT ON TROUVERA LES PROPRIÉTÉS DÉCRITES A L'ARTICLE DE CHAQUE PLANTE EN PARTICULIER DANS L'HERBIER MÉDICAL.

Abcès. — Gui, mollène, joubarbe, scabieuse.

Accouchements. — Ergot de seigle, populage, matricaire, belladone.

Amygdales *(gonflement)*. — Aigremoine, piloselle, sariette.

Anévrisme. — Digitale.

Apoplexie. — Lavande, rue, mélisse, moutarde, arnica, marjolaine, gratiole, gui, primevère, ellébore.

Arthritiques *(Douleurs)*. — Chêne, colchique, fraise.

Asthme. — Rossolis, aristoloche, arnica, pouliot, origan, yèble, saponaire, pas-d'âne, belladone, véronique, capillaire, valériane, jusquiame, velar, marrube, bryone, colchique, lierre terrestre, asperge.

Bile. — Fumeterre, cabaret, polypode.

Boutons. — Marrube noir, morelle.

Brûlure. — Liseron, pomme épineuse, yèble, bécabunga, mollène, lin, joubarbe.

Cancer. — Bardane, héliotrope, joubarbe, velar, belladone, coquelicot, houblon, velvote, ellébore.

Catarrhe *(maladies catarrheuses)*. — Arnica, lavande, angélique, coquelicot, eupatoire, petite centaurée, quintefeuille, mélisse, origan, sauge, lichen d'Islande, capillaire, marrube blanc, lierre terrestre.

Cerveau *(Affections du)*. — Bétoine, tilleul, romarin.

Charbon. — Joubarbe, souci.

Chutes. — Arnica, benoite, lierre terrestre.

Colique *(en général)*. — Lierre terrestre, mollène, verveine, fenouil, melilot, camomille, jusquiame, lin, panais, houblon.

Colique venteuse. — Fenouille, carvi, menthe, genièvre.

Contusions. — Menthe, ortie blanche, houblon, arnica, millepertuis, primevère.

Convulsions. — Scolopendre, camomille, jusquiame, romarin.

Coqueluche. — Belladone, coquelicot, ciguë, valériane, gui, pulsatille.

Cors aux pieds. — Scrophulaire, euphorbe, orpin, souci, joubarbe.

Courbature. — Buglosse, bourrache, tabouret, groseille.

Dartres. — Lampsane, mollène, dompte-venin, euphorbe, saponaire, ronce, morelle, patience, douce-amère, marrube, bourrache, buglosse, tanaisie, bécabunga, héliotrope, pomme épineuse, petite joubarbe, cresson, velvote.

Délire. — Argentine, joubarbe.

Démangeaisons. — Morelle, mollène, scabieuse.

Dents *(Mal de)*. — Tormentille, ptarmique, origan, tanaisie, souci, jusquiame, herniaire.

Raffermir les dents. — Sauge, ronce, verveine, argentine, quintefeuille, bistorte, brunelle.

Diarrhée. — Verge-d'or, lichen d'Islande, tormentille, salicaire, épine-vinette, sureau, bryone, bistorte, groseille, aigremoine, gui, tabouret, sauge.

Dyssenterie. — Arnica, mollène, pervenche, pied-de-lion, piloselle, sanicle, menthe, épine-vinette, bryone, lin, bistorte, brunelle, orpin, millepertuis, violette, velvote.

Écrouelles. — Digitale, polypode, rue, dompte-venin, scrophulaire, petit houx, souci, héliotrope, mouron.

Émétiques. — Cabaret, violette, euphorbe.

Enflure. — Yèble, origan.

Engelure. — Aigremoine, tanaisie.

Engorgements (*atoniques de l'abdomen*). — Cochléaria, scolopendre, chicorée, patience, gratiole.

Engourdissement. — Bécabunga, bétoine.

Entorse. — Tanaisie, origan.

Épilepsie. — Bryone, coquelicot, tilleul, arnica, angélique, ciguë, valériane, reine des bois, tanaisie, gui, jusquiame, armoise, parisette, ellébore.

Érysipèle. — Sureau, morelle, bourrache, buglosse, mollène, pomme épineuse, patience.

Esquinancie. — Cresson, pervenche, lin, ronce, brunelle, figue.

Estomac (*Faiblesse d'*). — Marjolaine, mélisse, bétoine, souchet, sauge des bois, groseille, patience, absynthe.

Expectoration. — Capillaire, coquelicot, pas-d'âne, scabieuse, chicorée sauvage, cresson.

Extinction de voix. — Velar, raifort, cochléaria.

Fièvres. — Millefeuille, fumeterre, ronce, pervenche, polypode.

Fièvres putrides, bilieuses et inflammatoires. — Groseille, fraise, petite joubarbe, chicorée, ronce, épine-vinette, nénuphar, bourrache, pourpier.

Fièvres invétérées. — Gratiole, cabaret, citronelle, fumeterre, framboise, petite centaurée.

Fièvres intermittentes. — Pissenlit, fenouil, benoite, quintefeuille, toque, herbe à Robert, valériane, plantain.

Fièvres éruptives. — Buglosse, bourrache, violette.

Fièvres malignes. — Fenouil, groseille, bardane, scabieuse, mélisse, reine des prés, arnica.

Fistules. — Pédiculaire, sanicle.

Fluxion. — Pomme d'amour, tabouret.

Fluxion de poitrine. — Chicorée, buglosse, bourrache.

Foie (*Maladie du*). — Eupatoire, aigremoine, patience, valériane, chelidoine, chardon Roland, ciguë, chicorée, velvote.

Furoncle (*clou*). — Molène, brunelle.

Gale. — Scabieuse, clématite, saponaire, douce-amère, sceau de Salomon.

Gangrène. — Joubarbe, romarin, héliotrope, sauge des bois, persicaire.

Gastralgie. — Mélisse, valériane.

Glaires. — Bryone, lierre terrestre.

Gorge (*Maux de*). — Brunelle, cresson, verveine, ronce, sauge, chicorée, groseille, herbe à Robert.

Goutte. — Cresson, pulsatille, houblon, douce-amère, gui, bardane, absynthe, trèfle d'eau, ciguë, chicorée, polypode, verveine, persicaire, chélidoine, bryone, ortie blanche, buglosse, bétoine, gratiole, mouron, jusquiame, aristoloche, héliotrope, cabaret, saponaire, colchique, sceau de Salomon, asperge, velvote, primevère.

Hémorrhagie. — Lavande, quintefeuille, groseille, millefeuille, piloselle, herbe à Robert, millepertuis, tabouret, pourpier, tilleul, sanicle.

Hémorrhoïdes. — Pervenche, morelle, belladone, persicaire, ciguë, lin, mollène, colchique, millefeuille, pomme épineuse, orpin, joubarbe, sisymbre Sophie, scrophulaire, aristoloche.

Hernies. — Herniaire, sceau de Salomon, consoude, piloselle.

Hydropisie. — Petit chêne, gratiole, tanaisie, mercuriale, souci, cabaret, bryone, souchet, euphorbe, eupatoire, polypode, digitale, colchique, pariétaire, petit houx, trèfle d'eau, sureau, petite centaurée, asperge, velvote.

Indigestion. — Violette, origan, fenouil, angélique, camomille, carvi, mélisse, morelle, liseron.

Jaunisse. — Verveine, véronique, capillaire, herbe à Robert, piloselle, chélidoine.

Leucorrhée (*fleurs blanches*). — Millefeuille, sisymbre Sophie, ortie blanche, bistorte.

Luette (*Affections de la*). — Argentine, piloselle, sariette.

Luxations. — Consoude, houblon.

Migraine. — Verveine, coquelicot, bétoine.

Miséréré. — Mercurielle, lin.

Nerfs (*Affections des*). — Origan, reine des bois, aconite, valériane, jusquiame, citronnier, marrube blanc, tilleul.

Obstructions. — Aristoloche, polypode, petit chêne, reine des bois, trèfle d'eau, chardon Roland, eupatoire, chicorée, petit houx, saponaire, capillaire.

Oreilles (*Mal d'*). — Bétoine, menthe, poireau.

Pâles couleurs. — Verveine, trèfle d'eau, pied-de-veau, fenouil.

Panaris. — Tormentille, morelle, bécabunga, raisin de renard.

Paralysie. — Lavande, origan, marjolaine, gui, calamant, arnica, ergot de seigle, primevère.

Peau (*affections cutanées*). — Pissenlit, pulsatille, saponaire, eupatoire, bardane, douce-amère, sceau de Salomon, brunelle, consoude, patience, velvote.

Perte de sang. — Brunelle, tabouret, héliotrope, pourpier, pulsatille.

Phthisie. — Jusquiame, lin, lierre terrestre, pervenche, cresson, digitale, lichen d'Islande, pied-de-lion, pied-de-chat.

Pierre (*calcul, gravelle*). — Chélidoine, fraise, cresson, plantain d'eau, millepertuis, piloselle, pariétaire, velar, argentine, petit houx, bourrache, buglosse, herbe à Robert, verge d'or, ortie blanche, herniaire, sceau de Salomon, panais.

Pituite. — Mélisse, polypode, capillaire, eupatoire.

Plaies. — Morelle, mollène, héliotrope, verge d'or, ronce, mille-pertuis, menthe, orpin, brunelle, lampsane, cabaret, piloselle, eupatoire, liseron, herniaire, pied-de-lion, primevère.

Poitrine (*Maladies de*). — Capillaire, violette, pervenche, reine des prés, pulmonaire, lichen d'Islande, piloselle, polypode, ergot de seigle, mauve, pas-d'âne, mollène, coquelicot, buglosse, douce-amère, pied-de-chat.

Rate (*Affection de la*). — Cabaret, chardon Roland, scolopendre, ciguë, velvote.

Règles (*Menstrues*). — Marrube, souchet, populage, consoude, aristoloche, matricaire, mélisse, absynthe, fumeterre, dompte-venin, armoise, pervenche.

Reins (*Maux de*). — Chardon Roland, mauve, capillaire, pariétaire, cresson, bétoine, lierre terrestre, citronelle, trèfle d'eau.

Rhumatisme. — Bétoine, bardane, clématite, pulsatille, origan, buglosse, bourrache, gratiole, aconite, tanaisie, jusquiame, douce-amère, colchique, bryone.

Rhume. — Mauve, capillaire, pas-d'âne, coquelicot, violette, molène, pouliot.

Rougeole. — Bourrache, buglosse, fenouil.

Sang. — Orpin, alléluia.

Crachement de sang. — Arnica, mollène, quintefeuille, scolopendre, trèfle d'eau, consoude, sisymbre sophie, brunelle, tabouret, véronique, verge-d'or, douce-amère, velvote, pied-de-chat.

Purifier le sang. — Fumeterre, bécabunga, groseille.

Scarlatine. — Bourrache, buglosse, belladone.

Sciatique. — Pulsatille, ciguë, bryone, aconite, souchet.

Scorbut. — Cresson, pourpier, polypode, petite joubarbe, trèfle d'eau, fumeterre, bistorte, bécabunga, plantain d'eau, bétoine, petit chêne.

Scrophule. — Digitale, dompte-venin, scrophulaire, saponaire, tormentille, petite joubarbe, houblon, raisin de renard.

Syphilis. — Douce-amère, gratiole, pomme épineuse, aconite, saponaire, clématite, petite joubarbe.

Spasmes. — Mélisse, origan, valériane, gui.

Squire. — Clématite, cabaret, ciguë, moutarde, velar.

Sudorifiques. — Chicorée, benoite, carum, petit chêne.

Teigne. — Petite joubarbe, cresson, tanaisie, scabieuse.

Tête (*Maladies de*). — Lierre terrestre, origan, brunelle, citronelle, clématite.

Toux (*en général*). — Buglosse, lin, bourrache, reine des prés, quintefeuille, scabieuse, rosée du soleil, lichen d'Islande, velar, capillaire, fenouil, véronique, pervenche, digitale, jusquiame, pouliot.

Transpiration arrêtée. — Buglosse, sureau, bourrache.

Tumeurs. — Ciguë, cabaret, herbe à Robert, eupatoire, houblon, sauge des bois, clématite, calamant, citronelle, camomille, velvote.

Ulcères (*en général*). — Sisymbre sophie, ortie blanche, reine des prés, bryone, dompte-venin, héliotrope, plantain.

Ulcères aux jambes. — Verge-d'or, clématite, patience, persicaire, bardane, ronce.

Ulcères aux poumons. — Rosée du soleil, véronique, pied-de-lion, velvote.

Nettoyer les ulcères. — Lampsane, bon Henry, reine des prés, tormentille.

Ulcères de la bouche. — Verveine, fraise, brunelle, cresson, piloselle, scabieuse, sanicle.

Urine (*affections des voies urinaires*). — Petit chêne, framboise, brunelle, colchique, aigremoine, souchet, souci, dompte-venin, cabaret, lin, pariétaire, buglosse, mollène, nénuphar, petit houx.

Rétention d'urine. — Chardon Roland, verge-d'or, aristoloche, velar, herniaire, chicorée, fumeterre, morelle, asperges.

Ventre (*Cours de*). — Aigremoine, menthe, scolopendre, patience, quintefeuille, velvote.

Vents. — Origan, fenouil, carum.

Vérole (*Petite*). — Buglosse, bourrache, fenouil.

Verrues. — Héliotrope, colchique, euphorbe, chélidoine.

Vers. — Valériane, tanaisie, bryone, matricaire, fougère, gratiole, millepertuis.

Vertiges. — Romarin, raisin de renard, tanaisie, tilleul, ellébore.

Vessie (*Inflammation de la*). — Nénuphar, aigremoine, cresson, verge-d'or.

Vomissements. — Menthe poivrée, tormentille, ronce, fenouil, groseiller, valériane, sauge.

Yeux (*vue*). — Bluette, fenouil.

Yeux (*Mal aux*). — Verveine, mélilot, souci, liseron, argentine, quintefeuille, raisin de renard, mouron.

DREUX, IMPRIMERIE DE LEMENESTREL.

www.ingramcontent.com/pod-product-compliance
Ingram Content Group UK Ltd.
Pitfield, Milton Keynes, MK11 3LW, UK
UKHW021038200726
13857UKWH00005B/1786

9 782012 872615